ACADÉMIE IMPÉRIALE DE MÉDECINE

DISCUSSION

SUR

L'HYGIÈNE DES CRÈCHES

DISCOURS

PRONONCÉS DANS LES SÉANCES DES 5 ET 12 AVRIL 1870

PAR

A. DELPECH

Membre de l'Académie impériale de médecine,
Du Conseil de salubrité,
Et du Comité consultatif d'hygiène publique et du service médical des hôpitaux,
Professeur agrégé à la Faculté de Paris,
Médecin de l'hôpital Necker.

PARIS

J.-B. BAILLIÈRE ET FILS

LIBRAIRES DE L'ACADÉMIE IMPÉRIALE DE MÉDECINE

rue Hautefeuille, 19, près du boulevard Saint-Germain

1870

DISCUSSION

SUR

L'HYGIÈNE DES CRÈCHES

SÉANCE DU 5 AVRIL 1870.

M. DELPECH : Messieurs, vous voudrez bien vous rappeler que, le 28 septembre dernier, j'avais l'honneur de lire devant vous, au nom de notre collègue M. Guérard et au mien, un rapport sur l'hygiène des crèches (1). La Compagnie avait été saisie de cette question dans les circonstances que voici : M. Marbeau, fondateur des crèches, ayant demandé à M. le ministre de l'intérieur que l'Académie de médecine fût appelée à se prononcer sur la valeur de ces établissements au point de vue de l'hygiène de la première enfance, le ministre avait transmis à son collègue de l'instruction publique, dans les attributions de qui rentre l'Académie, la demande de M. Marbeau, en l'appuyant.

Divers documents avaient été joints à la demande, parmi lesquels je citerai la lettre de M. Marbeau, et, pour que l'Académie fût éclairée sur les faits déjà accomplis, différents rapports annuels sur les crèches établies à Paris, des lettres et brochures publiées par les médecins chargés de leur inspection, et enfin un rapport approbatif présenté au Conseil de salubrité par notre collègue, M. Vernois, et dont les conclusions avaient été adoptées par le Conseil.

Lorsque vous eûtes entendu le rapport de votre commission, le bureau pensa que les crèches destinées à recevoir

(1) Delpech, *Rapport sur l'hygiène des crèches* (*Bull. de l'Acad. de méd.*, 1869, t. XXXIV, p. 873).

les jeunes enfants pouvaient être considérées comme devant exercer une influence bonne ou mauvaise, et qu'il y avait lieu de rapprocher la discussion sur les crèches de la discussion déjà engagée sur la mortalité des nourrissons.

Toutefois, ceux de nos collègues qui prirent part à cette dernière, ne manifestèrent pas, en général, leur opinion sur l'utilité des crèches, et deux orateurs seulement, MM. Bouchardat et Husson, leur donnèrent une place dans leurs discours.

La nécessité pour l'Académie de formuler le plus promptement possible ses conclusions sur les causes de la mortalité du premier âge m'empêcha de demander la parole pour examiner les opinions exprimées par nos deux collègues, me réservant de répondre plus tard au nom de la commission.

M. Bouchardat (1) vous a dit, messieurs, que lors de la fondation des crèches, qu'il range « parmi les moyens efficaces pour permettre aux femmes malaisées d'allaiter leurs enfants, il avait conçu quelques appréhensions ». Il craignait que l'agglomération des enfants n'y développât les inconvénients, les dangers que leur réunion produit dans les hôpitaux et dans les hospices. Mais, ajoute-t-il, « on n'y reçoit que des enfants bien portants; ils n'y séjournent pas la nuit; on les éloigne à la moindre apparence de maladie ».

M. Bouchardat insiste sur la nécessité de l'intervention constante d'un médecin et sur l'avantage qu'il y a à rapprocher le plus possible les crèches des ateliers dans lesquelles travaillent les jeunes mères.

M. Husson s'est montré beaucoup plus opposé aux crèches que M. Bouchardat.

Avec la courtoisie qui lui est habituelle et avec la bienveillance dont il honore votre rapporteur, il a vigoureusement attaqué le rapport.

Il l'a accusé d'abord d'un optimisme qu'il ne pouvait pas

(1) Bouchardat, *Bulletin de l'Académie de médecine*, 1869, t. XXXIV, p. 1242.

partager. Il vous suffira, messieurs, de jeter un nouveau coup d'œil sur ce rapport et sur les conclusions qui le terminent, pour constater qu'il n'est aucune des objections présentées qui n'y ait été examinée avec soin, et que votre commission, ne méconnaissant pas quels inconvénients pouvaient résulter de la mauvaise direction des crèches, ne vous proposait de les approuver en principe qu'à des conditions sévères et en leur imposant des règlements sous l'influence desquels tout danger sérieux devait disparaître.

Le reproche d'optimisme n'est donc point fondé. Voyons si ceux qui s'adressent directement aux crèches ont une base plus solide.

M. Husson leur reproche de ne s'être point développées en nombre considérable depuis leur fondation, qui date déjà de vingt-cinq années, puisque c'est en septembre 1844 que le premier asile de ce genre fut inauguré. Ce nombre n'est pas plus grand maintenant qu'il ne l'était en 1845, et notre honorable contradicteur en conclut que les crèches ne répondent pas à un besoin réel des populations.

Vous savez, messieurs, combien il est difficile de changer des habitudes prises. Les femmes des classes laborieuses se sont habituées à confier leurs enfants pendant le jour à des femmes qui en réunissent un nombre plus ou moins grand, et elles n'ont pas appris encore à comparer ces garderies sans garantie d'aucune espèce, sans intervention médicale, tenues par des femmes ignorantes qui ne considèrent que le profit qu'elles récoltent, aux crèches dont la rétribution est bien moins élevée et où les enfants, surveillés avec soin, inspectés par des médecins dévoués, sont confiés à la sollicitude de la charité la plus généreuse.

Mais ce n'est pas dans cette indifférence qu'il faut chercher la cause principale du développement insuffisant des crèches, mais bien dans les ressources médiocres dont elles sont pourvues.

C'est la charité privée qui fait, pour la presque totalité, les frais de l'entretien des crèches, et malgré les efforts de leur fondateur, malgré l'intervention d'un certain nombre de personnes charitables, malgré les subventions accordées et les dons offerts par la munificence de personnes haut placées, leur dotation est insuffisante.

Cette insuffisance est augmentée encore par ce fait qu'en raison du manque d'affluence des populations ouvrières à la crèche, tous les berceaux ne sont pas toujours occupés. Comme les frais généraux restent les mêmes, la journée d'enfant s'en trouve sensiblement élevée. Cependant le chiffre n'en est pas considérable. M. Husson le porte à 72 centimes ; M. Marbeau et les comptes rendus des crèches le réduisent au contraire à 55 ou 60 centimes. Nous verrons plus tard quelle importance présente la fixation de ce prix de revient.

Notre honorable collègue, après avoir fait aux crèches ce premier reproche de n'être pas assez nombreuses, critique leur installation. M. le général Morin, cité par M. Michel Lévy (1), les a trouvées, dit-il, mal chauffées et mal ventilées.

Personne, messieurs, n'apprécie plus haut que je ne fais les travaux de M. le général Morin sur le chauffage et la ventilation des établissements publics, et en particulier des hôpitaux. Le savant travail qu'il a présenté sur ce sujet au Comité consultatif d'hygiène et du service médical des hôpitaux est une précieuse et complète étude, et l'instruction qui le suit peut être consultée avec le plus grand fruit. Mais, préoccupé des conditions que nécessitent ces grands établissements, il est frappé surtout des avantages du chauffage et de la ventilation obtenus par des appareils spéciaux.

Or, vous le savez, messieurs, parmi les hommes les plus compétents, des doutes sérieux se sont élevés sur la valeur de ces procédés, même appliqués à des salles vastes et nombreuses, et si je relis même le rapport de M. le général Morin, j'y trouve cette conclusion, qui est la sixième :

« 6° La ventilation par aspiration, au moyen de foyers et » de cheminées, se prête à toutes les dispositions et proportions exigées par la grandeur et la disposition des salles.

(1) Michel Lévy, *Traité d'hygiène*, 5e édition. Paris, 1869.

» Elle se rapproche autant qu'on peut le désirer de l'aé-
» ration ordinaire et naturelle des chambres et apparte-
» ments, etc. »

Il en résulte donc que l'idéal de la ventilation et du chauffage se rencontre dans un appartement convenablement chauffé par des foyers qui entraînent l'air vicié, et par l'ouverture des fenêtres faite à propos. Je vous avouerai que je suis un peu de cet avis.

Or, les crèches remplissent ces conditions. Établies dans des locaux d'une capacité modérée, elles sont chauffées par des poêles ou des cheminées, et fréquemment aérées par l'ouverture des portes ou des fenêtres. Celles-ci restent ouvertes toutes les nuits de par le règlement. On peut donc considérer les crèches comme réalisant, au point de vue de l'aération, des conditions convenables.

Mais, dit M. Husson, les appartements où elles sont établies sont mal appropriés.

Votre commission pourrait répondre que l'on fait ce qu'on peut avec des ressources restreintes ; mais elle ne croit pas avoir besoin de plaider sur ce point pour les crèches les circonstances atténuantes. Elle leur fait un mérite au contraire d'occuper des appartements divisés en chambres d'une étendue peu considérable, contenant chacune un nombre modéré de berceaux et ne permettant pas l'agglomération des enfants. Elle va plus loin encore, et, dans ses conclusions, elle demande à ce que l'on ne veuille pas inventer pour elles des monuments dispendieux, et à ce que jamais leurs élèves ne soient rassemblés dans de grands dortoirs, qui deviendraient bientôt des salles d'hôpital.

Ainsi, la commission avait voulu éloigner des crèches la possibilité d'agir par l'accumulation sur la santé des enfants en vous proposant de prescrire de les isoler, autant que possible, par fractions peu nombreuses; c'était aller au devant du reproche, que leur a fait cependant M. Husson, d'exercer fatalement sur leurs élèves une pernicieuse influence. Pour vous faire toucher du doigt ce danger, il a inséré dans son discours les résultats obtenus par M. Henri Sainte-Claire-Deville dans une série d'analyses d'air confiné, et que ce savant éminent avait résumées pour lui dans une note:

« Il a analysé, dit M. Husson, toutes les matières ga- » zeuses et condensables par l'eau que peut donner une » atmosphère méphitique ou miasmatique des réunions » d'hommes ou de femmes, et il y a trouvé deux espèces » de substances odorantes, l'acide butyrique, acide du » beurre rance, l'acide valérianique, l'acide des huiles de » poisson infect, de l'ammoniaque et enfin une espèce » d'ammoniaque composée, qui se rencontre dans la sau- » mure pourrie des harengs salés, etc. »

C'est dans les asiles et dans les écoles que ces substances ont été rencontrées en quantités plus considérables que dans les salles de malades. Qu'eût-on constaté dans les crèches, se demande M. Husson ?

Voilà, messieurs, une énumération bien effrayante de tout ce qu'on peut rencontrer dans une atmosphère viciée. Mais ces redoutables analyses doivent-elles être considérées comme très-inférieures à ce que l'on rencontrerait dans les crèches? Je ne le crois pas.

Les enfants n'y sont pas accumulés, comme ils le sont dans les écoles, et vous venez de voir qu'avant d'entendre le discours de notre honorable collègue, vos commissaires avaient compris toute l'importance de ce fait, et qu'ils avaient cherché à perpétuer les conditions heureuses, réalisées dès l'origine par la force même des choses.

Il n'est pas démontré, de plus, que l'odeur de lait aigre, que présentent les réunions d'enfants allaités, soit aussi dangereuse qu'elle peut être désagréable; leurs matières fécales, lorsqu'ils sont bien portants, ne répandent pas une odeur fétide comparable à celles des enfants plus âgés, et, d'ailleurs, le règlement exige que les langes qui en sont souillés sortent immédiatement de la crèche et soient jetés dans des vases remplis d'eau.

Enfin l'aération des salles est maintenue pendant la nuit par l'ouverture des fenêtres, et l'atmosphère altérée s'y renouvelle de la manière la plus complète.

Cet ensemble de précautions fait que, quoi que l'on en ait

dit, il ne règne dans les salles des crèches aucune odeur inquiétante, ainsi que votre rapporteur s'en est plusieurs fois assuré.

D'ailleurs, M. Husson s'est exagéré la déplorable influence de l'air confiné et vicié en la regardant comme l'origine de certaines épidémies. Je n'oserais affirmer qu'il ne pût exercer une action de causalité sur le développement des ophthalmies graves, bien que je sois beaucoup plus disposé à en chercher l'origine dans la contagion directe, et que l'on ait affirmé avoir trouvé dans l'air extrait des salles où elles régnaient des globules purulents. Mais je puis rassurer notre honorable collègue sur sa puissance à produire des épidémies de rougeole. L'air aussi méphitique qu'on puisse le supposer est absolument incapable de faire naître le germe encore inconnu des affections éruptives.

M. HUSSON : M. Delpech me prête des opinions que je n'ai jamais exprimées. Je n'ai pas dit que l'air vicié donnait la rougeole.

M. DELPECH : Je vous demande, messieurs, à relire le passage du discours de M. Husson, auquel je viens de faire allusion.

« Lorsque l'on pénètre dans un de ces établissements, on » est affecté désagréablement par l'odeur fade de beurre » aigri qui y règne et qui s'y combine avec les exhalaisons » provenant de l'urine et des déjections des enfants ; aussi » arrive-t-il que des épidémies d'ophthalmie et de rougeole » éclatent dans les salles des crèches. »

Mais je n'insiste pas sur ce point, et je conclurai en faisant remarquer que si l'on voyait un tel danger dans la réunion, même en petit nombre, de quelques êtres humains parfaitement sains, il faudrait renoncer à créer des asiles, des écoles, des colléges. Loin de moi la pensée de méconnaître les inconvénients que peuvent présenter au point de vue de la salubrité ces établissements. Mais ils ont aussi des avantages tels qu'ils constituent de puissantes compensations. Enfin, messieurs, il ne faut pas croire que tout ait été laissé au hasard dans l'établissement des crèches. Les ordonnances qui les régissent exigent qu'elles remplissent certaines conditions ; chaque enfant doit être doté d'un cube d'air de 8 mètres. Pour des enfants sains et pour une présence de douze heures par jour, cela nous a paru suffisant.

Le rapport de votre commission établissait d'une manière formelle la nécessité, pour les crèches, d'une inspection médicale régulière. S'assurer de l'état de santé des enfants avant leur entrée, constater l'absence de toute maladie intercurrente et éloigner tout de suite tout enfant dont l'état pourrait exercer sur ses voisins une fâcheuse influence, diriger l'alimentation, telles étaient les attributions dont l'exercice, comme je l'indiquerai plus loin, nous semblait donner les garanties les plus certaines.

M. Husson affirme que ce service médical est fait d'une manière très-irrégulière, que les médecins ne visitent pas les crèches.

Le zèle dont j'ai entendu l'expression chez ceux d'entre eux que je connais, me porte à croire que M. Husson s'exagère leur inexactitude, mais, fût-elle réelle et démontrée, j'en appellerais de la crèche mal tenue à la crèche dans laquelle tous les services sont faits suivant les sages prescriptions du règlement et à laquelle seule, nous vous avons proposé de donner votre suffrage.

Même dans une crèche modèle, il se rencontre une nécessité qui a paru à M. Husson de la plus haute gravité, c'est celle du transport des enfants pour les apporter le matin à la crèche et pour les ramener le soir au domicile de leur mère. Notre honorable collègue a voulu faire, à l'Académie, une espèce de point d'honneur de signaler le danger de ces déplacements.

« L'Académie, dit-il, se rappelle que récemment, lors-
» qu'elle demandait, avec l'autorité qui lui appartient, l'or-
» ganisation de la vérification des naissances à domicile, elle
» s'appuyait sur un argument unique, le danger du transport
» de l'enfant à la mairie. Ce serait donc manquer de logique,
» je me permettrai de le dire, ce serait blesser la vérité que de
» proclamer, dans l'avis qu'on nous demande, que le trans-

» port répété des jeunes enfants de grand matin et le soir » dans les temps de froid et de pluie ne saurait avoir une » conséquence fâcheuse. »

Ce n'est pas sans étonnement, messieurs, que j'ai entendu ces paroles. Comment M. Husson peut-il comparer deux faits aussi dissemblables. Eh quoi! parce que dans votre sollicitude pour les enfants naissants vous avez avec succès demandé à ce que dans les trois premiers jours de la vie auxquels la loi limite le délai laissé pour la constatation de la naissance ils ne fussent pas exposés aux intempéries des saisons, il s'ensuivrait que vous avez voué à la claustration les enfants de six semaines ou de deux mois.

Est-ce que ceux-ci, qu'ils appartiennent à des familles riches ou pauvres, ne sortent pas tous les jours? Est-ce que nous ne les voyons pas dans les promenades publiques, portés sur les bras de leurs nourrices? Est-ce que si les mères des classes ouvrières les gardaient chez elles, elles ne seraient pas obligées, pour vaquer aux soins de leur ménage, de les emporter avec elles?

Enfin comment peut-on assimiler des enfants naissants sur lesquels l'influence du froid est terrible et détermine des maladies fatalement mortelles, qui, souvent atteints de faiblesse congénitale, ont besoin pour persister dans la vie d'un supplément de chaleur artificielle, chez lesquels par le passage de la vie intra-utérine à la vie extérieure des fonctions nouvelles encore incertaines et facilement entravées par de faibles causes doivent entrer en action, avec des enfants chez lesquels ces actes physiologiques s'accomplissent désormais régulièrement et sans trouble, et qui ont pris la force de résister à l'influence du milieu dans lequel ils sont plongés.

Non, vous ne vous déjugeriez pas, messieurs, en affirmant par votre vote les différences complètes qui séparent ces deux âges et la possibilité évidente de transporter sans danger aux crèches les enfants qui y sont admis.

Est-ce à dire qu'il soit inutile de prendre des soins convenables et de les garantir autant que possible de l'humidité et du froid? Non, sans doute, et les fondateurs des crèches y ont pourvu. Des pelisses, des manteaux, des vêtements supplémentaires sont donnés aux mères pour envelopper leurs nourrissons qui peuvent dès lors, sans aucun inconvénient, subir le trajet du matin et du soir.

Le reproche qui vient ensuite dans le discours de M. Husson me semble plus sérieux, et je serais pour mon compte assez disposé à regretter avec lui que les crèches ne puissent facilement exiger des mères de venir allaiter leurs enfants plus fréquemment que deux fois dans la journée. Les directeurs des crèches devront s'efforcer de demander à celles qui pourront leur donner le sein plus souvent de le faire. Mais pour que le travail des femmes soit fructueux, surtout pour celles qui sont employées dans les manufactures, il est indispensable qu'elles ne le quittent qu'aux heures réglementaires du repos. Chacun sait que ces interruptions ne se répètent que deux fois dans la journée, et il est difficile que les ouvrières obtiennent de les répéter plus souvent.

D'ailleurs, messieurs, vous savez mieux que moi que les enfants allaités par leurs mères subissent souvent des intervalles aussi longs entre les heures de l'allaitement. Sur le conseil d'un certain nombre de médecins dont l'opinion doit être prise en considération, beaucoup de jeunes mères sèvrent presque dès la naissance leur nourrisson pendant la nuit ou ne lui donnent le sein qu'une fois. Les crèches n'éloignent pas plus les périodes pendant lesquelles l'allaitement est suspendu. Pour mon compte, je crois que pour les enfants de deux mois, toutes les fois que la mère pourra les allaiter trois fois dans l'intervalle qui sépare l'entrée de la sortie de la crèche, les conditions les plus favorables seront réalisées.

Mais M. Husson va plus loin, il affirme que les mères ne viennent pas même allaiter leurs nourrissons deux fois dans la journée. Je ne puis, messieurs, que vous le répéter encore, ce n'est pas dans de semblables conditions que nous approuverons les crèches, et nous vous proposons d'exiger d'une manière absolue, comme le rapport vous le propose, que deux fois au moins les mères soient tenues de donner le sein à leur enfant.

Suivant notre éloquent collègue, pour compenser autant que possible les inconvénients d'un semblable régime, on ne devrait admettre dans les crèches que des enfants âgés de plus de cinq mois. Je vous le demande, messieurs, que deviendrait la mère pendant un si long espace de temps et comment suffirait-elle à son entretien ?

Dans le procès qu'il fait aux crèches M. Husson affirme que la plupart des enfants qu'elles reçoivent ne sont point allaités. Il applaudirait à ce résultat si le sevrage n'était point prématuré. La plupart des mères, dit-il, sèvrent leurs enfants pour les mettre à la crèche à un âge où ils devraient encore être nourris avec du lait de femme.

Votre commission n'admet point cette pratique. Elle exigerait qu'aucun enfant au-dessous de dix mois et sevré ne pût être admis dans ces asiles, et pour les enfants qui y sont entrés lorsqu'ils étaient allaités par leur mère, elle voudrait que le sevrage ne pût être fait que sur l'avis des médecins inspecteurs constatant que l'âge de l'enfant et l'état de ses forces rendent sans danger cette transformation de son régime alimentaire.

Vous avez pu voir dans le rapport que l'une des conditions exigées des femmes qui mettent leur enfant à la crèche est qu'elles travaillent hors de chez elles. M. Husson affirme que cette prescription est éludée et que beaucoup de mères emploient ce moyen de se décharger du devoir de soigner leur nourrisson pendant la plus grande partie du jour pour se livrer à l'oisiveté ou à la débauche. Pour répondre à cette assertion, je me contenterai de prendre au hasard parmi les documents qui m'ont été communiqués deux comptes rendus annuels de crèches établies dans le département de la Seine, celle de Saint-Sulpice et celle de Saint-Antoine ; il s'y trouve la statistique des professions exercées par les mères, et je vois dans la première :

59 couturières allant en journée,
21 ouvrières allant en journée,
20 lingères allant en journée,
20 femmes de ménage,

17 blanchisseuses,
7 passementières,
8 marchandes ambulantes,
5 plumeuses de volailles à la Vallée,
5 relieuses,
2 matelassières,
2 porteuses de pains,
2 batteuses d'or,
Etc.

Dans la seconde je trouve :

226 couturières,
164 blanchisseuses,
138 ouvrières de fabriques,
81 journalières,
49 marchandes des quatre saisons,
63 vernisseuses,
17 passementières,
15 rempailleuses,
Etc.

Je prends seulement ici une faible partie des indications relatives aux professions. Mille mères reçues à la crèche Saint-Antoine exerçaient soixante-deux professions différentes, et vous avez pu voir, messieurs, d'après les quelques indications que je viens de vous signaler, si ces professions sont de celles qui s'exercent au foyer de la famille.

Tout en reprochant aux crèches de ne pas favoriser l'allaitement, M. Husson se félicite cependant de ce que la plupart d'entre elles seraient surtout occupées par des enfants non allaités. Moins de la moitié d'entre eux seulement seraient encore nourris par leur mère, tous les autres seraient sevrés. Remarquons en passant que les enfants des crèches étant reçus peu de temps après la naissance pour les plus jeunes, jusqu'à deux ans et demi environ pour les plus âgés, il n'y a rien d'étonnant à ce que plus de la moitié soient sevrés sans qu'on puisse en faire un chef d'accusation. Mais notre honoré collègue voudrait faire complétement disparaître les premiers. Suivant lui, les enfants de deux ans sont trop jeunes encore pour entrer dans les asiles, et la crèche deviendrait à son gré une institution salutaire si, repoussant les nourrissons, elle ne recevait que les enfants sevrés pour les garder jusqu'à l'âge de trois ans. Nous ne pouvons qu'applaudir à la pensée qui créerait une institution nouvelle destinée à apporter un secours de plus à l'éducation des jeunes enfants, mais cette charitable pensée déplace complétement la question, et ce n'est pas à ce point de vue que les fondateurs des crèches les ont comprises et que vous êtes appelés à les juger.

Les crèches, suivant M. Husson, réalisent un autre danger. « Elles n'ont à leur disposition que le lait du commerce et » ne peuvent même, comme on le fait dans les hôpitaux, in» troduire dans l'alimentation des enfants nourris au bibe» ron l'élément d'un lait pur et complet de provenance cer» taine. Le rapport de notre collègue, ajoute-t-il, contient à » cet égard une lacune que j'aurais aimé à lui voir combler... »

Je ne puis, messieurs, accepter ce reproche, et je n'avais pas à m'occuper de rechercher pour les crèches les voies et moyens de se procurer du lait pur. Il me suffit qu'elles en puissent trouver; mais puisque je suis appelé sur ce terrain, comment peut-on accepter que les crèches consommant une quantité importante de lait, ne puissent pas s'adresser directement aux producteurs et qu'elles soient obligées d'acheter au hasard et au détail de petites quantités de ce liquide alimentaire? Vraiment c'est refuser à ceux qui les dirigent la moindre sollicitude.

Je rends de grand cœur hommage aux efforts du service hospitalier pour procurer aux enfants et aux malades un lait pur et complet, mais il ne peut pas avoir absorbé le monopole de la prévoyance et du dévouement.

Voyons de plus, messieurs, ce qu'il y a de vrai au fond de toutes ces accusations terribles de falsification du lait de vache. Il semble que ce soit un liquide toxique qui, sous le nom de lait, soit vendu en énormes quantités à la population de Paris. Faisons une bonne fois justice de toutes ces terreurs imaginaires.

Notre habile et excellent collègue M. Chevallier (1) a pendant longtemps fait des expertises de lait, et personne mieux que lui n'est en mesure de juger les questions d'adultération des substances alimentaires ; je l'ai consulté sur les résultats de sa longue expérience, et voici ce qu'il m'a répondu : Le lait est vendu à Paris au consommateur au-dessous de son prix de revient, et le marchand comble cette différence par l'addition d'une certaine quantité d'eau. Il est presque impossible de faire disparaître cette fraude d'une manière absolue, mais à vrai dire elle est la seule que l'on constate. Toutefois l'écrémage pratiqué par un certain nombre de producteurs, sans être une falsification, enlève au lait une partie de ses matériaux alibiles.

Mais si l'on réfléchit que le lait de vache est beaucoup plus riche de ces matériaux que le lait de femme, on ne sera nullement effrayé de l'addition d'une quantité d'eau modérée dans le lait que l'on donne aux enfants.

En vertu d'une pratique traditionnelle et judicieuse, presque toujours les mères ajoutent au lait pur une certaine proportion de décoction sucrée de gruau ou de riz, ou simplement d'eau pure. Cette addition devrait seulement être moindre ou nulle si le lait ne semblait pas assez riche.

L'écart entre le lait de vache et le lait de femme, au point de vue de la composition chimique, ne laisse pas que d'être important. M. le docteur Coulier, dont vous connaissez les travaux, a examiné avec soin cette question. Il a pris la moyenne de toutes les analyses sérieuses, et il en est résulté qu'en prenant pour base la caséine il faudrait ajouter à 597 parties de lait de vache 403 parties d'eau pour un total de 1000 parties contenant une proportion de caséine semblable à celle du lait de femme. Le mélange ainsi obtenu serait trop peu riche en beurre, en sucre et en phosphate de chaux.

Je ne vous ai présenté ces chiffres, messieurs, que pour

(1) Voy. Chevallier, *Annales d'hygiène*, 1re série, t. XXXI, p. 453 ; 2e série, 1855, t. III, p. 306 ; t. VII ; 2e série, p. 271.

vous montrer combien on a exagéré les falsifications et les propriétés nuisibles du lait de Paris, qui est bien loin d'être additionné d'eau dans des proportions comparables à celles que je viens de prendre pour exemple. Il vous sera facile dès lors d'admettre que, réduits même par exception à son usage, les enfants des crèches ne seraient pas pour cela menacés de mort prochaine.

D'ailleurs, dans la pensée de votre commission, le lait étranger ne doit leur être donné que comme adjuvant de l'allaitement maternel, et c'est ici le lieu de bien faire comprendre la différence complète qui nous sépare de M. Husson sur l'un des points les plus importants de la question. Notre honorable collègue considère la crèche comme un instrument de sevrage, et il l'accepte à ce titre; il oublie dès lors tous les inconvénients qu'il a reconnus à l'accumulation des enfants, et l'acide butyrique et l'acide valérianique et toutes les huiles que vous savez. Bien entendu que pour notre honorable collègue, le sevrage devra être fait en temps utile.

Pour nous, au contraire, la crèche est un instrument d'allaitement maternel mixte, d'allaitement maternel aidé pendant les absences forcées de la mère ouvrière par l'addition d'une alimentation supplémentaire convenable.

Si je viens défendre devant vous ce système de nourriture pour les jeunes enfants, ce n'est pas, messieurs, que je sois partisan de l'éducation au biberon. Il y a bien longtemps déjà que mon opinion est faite et formulée sur ce point. Lorsque j'avais l'honneur d'être interne de mon regretté maître M. Trousseau, je publiai avec lui, sur le muguet des enfants à la mamelle, un travail dans lequel nous recherchions statistiquement la mortalité des enfants qui en sont atteints. Nous constations que cette mortalité se divisait en deux groupes distincts : celui des enfants non allaités qui mouraient à peu près tous; celui des enfants allaités pour qui au contraire la guérison était une règle à peu près certaine.

J'ajouterai aux documents qui, à 'occasion d'une discussion récente, vous ont été présentés pour témoigner des inconvénients du biberon, et sur lesquels je ne veux point revenir, une statistique de M. le docteur Créquy (1) dont les éléments ont été recueillis à Paris même, à la Chapelle, et qui présente cet intérêt tout particulier, de porter sur des enfants placés dans les mêmes conditions que ceux qui pourraient être amenés aux crèches.

Sur 299 enfants nés du 1er juin 1867 au 1er juin 1868, 235 ont été nourris au sein et 64 au biberon.

Parmi les premiers, 25 ou 10,63 pour 100 ont succombé dans les trois premiers mois de la vie; parmi les seconds, 33 ou 51 pour 100 sont morts.

Les enfants élevés par leur mère ont donné une mortalité plus de moitié moins considérable que ceux élevés chez des nourrices.

Mais si le biberon employé seul présente, comme vous le voyez, des dangers réels, ces dangers disparaissent presque complétement lorsqu'il vient suppléer seulement à l'insuffisance du lait de femme. Je n'ai point d'ailleurs besoin de vous dire, messieurs, que pour les mères qui nourrissent leurs enfants, je parle des femmes placées dans les meilleures conditions d'indépendance et de fortune, l'alimentation mixte est le fait le plus habituel. On craint de fatiguer la mère et l'on sèvre bientôt l'enfant pour la nuit, pendant laquelle une bonne ou, comme on dit, une nourrice sèche lui donne le biberon, le tout sans préjudice du lait de vache donné pendant la journée.

Certes, je préfère à ce régime celui de l'allaitement exclusif par le sein de la mère pendant les premiers mois de la vie, mais je dois reconnaître qu'il réussit généralement assez bien. Il présente ce grand avantage que si l'enfant devient malade on peut interrompre l'alimentation supplémentaire, et, en demandant à la mère un peu plus d'efforts, mettre le nourrisson dans les conditions les plus favorables.

Or, le régime mixte est précisément celui que réalise la crèche avec un peu moins d'avantages, résultant de ce que c'est pendant la nuit que la mère donne plus fréquemment le sein à son enfant.

(1) *Gazette des hôpitaux*, 14 octobre 1869.

Vous le voyez, messieurs, votre commission a considéré la crèche comme devant favoriser pendant la première année de la vie l'allaitement maternel. Elle ne l'approuve qu'à cette condition, qu'il est facile de rendre absolue par un article formel du règlement.

Elle y trouve cet avantage, qu'elle doit vous signaler encore, que les mères qui y déposent leurs enfants reçoivent des directrices et des médecins d'utiles conseils. Lorsqu'on a pu apprécier le peu d'intelligence apporté par beaucoup de mères dans l'éducation de leurs enfants, on ne peut dédaigner cette utile intervention.

Réglée par les prescriptions du médecin, l'alimentation supplémentaire sera toujours en rapport avec l'âge et les aptitudes digestives des nouveau-nés.

J'arrive, messieurs, à un autre reproche de M. Husson.

« Nous devons, dit-il, maintenir et proclamer partout et » très-haut la nécessité de l'allaitement maternel; c'est ce » que fait l'ingénieuse institution de la crèche à domicile, » que M. Delpech n'a pas assez appréciée et qui secourt la » mère chez elle, à condition qu'elle soignera son enfant. »

Je vous demande la permission de vous relire un passage du rapport qui répondra, je le crois, d'une manière complète au reproche de M. Husson. Après avoir établi, que l'œuvre de la crèche à domicile consiste dans le prêt du berceau, des objets de literie et du linge nécessaires à l'enfant, et dans le don d'un secours quotidien en argent qui permette à la mère de rester auprès de lui, nous ajoutions :

« Sans contredit, si la charité privée ou l'assistance pu- » blique pouvaient suffire à assurer aux mères-nourrices » pauvres des moyens d'existence suffisants pour qu'elles » pussent garder leurs enfants auprès d'elles, vous devriez » repousser tout autre mode de secours. Mais la crèche à do- » micile ne peut malheureusement être qu'un moyen de » secours exceptionnel. »

Vous le voyez, votre commission n'avait pas méconnu l'importance des secours à domicile, et tout en leur donnant la préférence, elle n'avait reculé que devant une impossibilité de réalisation à laquelle elle persiste à croire.

La population ouvrière de Paris représente un chiffre de 300 000 personnes au moins, et les indigents sont au nombre de 150 000 ; croyez-vous qu'il fût possible à la bienfaisance publique ou privée de suffire à réunir les ressources nécessaires pour fournir pendant dix mois à chaque mère les moyens de vivre en conservant son enfant ?

Ce n'est pas sans quelque étonnement qu'après avoir entendu M. Husson attaquer les crèches avec cette vivacité, je l'ai vu glorifier ce qui se passe à Mulhouse, où les grands manufacturiers ont établi un système de secours pour les ouvrières nouvellement accouchées ou allaitant leur enfant. Je commencerai par approuver, en ce qui me concerne, tout ce qui a été fait par cette charitable intervention.

Dans l'intérieur de l'usine, il existe une salle où les mères déposent leur enfant et viennent l'allaiter plusieurs fois par jour. Mais n'est-ce pas là une crèche, quelques enfants n'y sont-ils pas réunis ? Y a-t-il un système particulier de chauffage et de ventilation ? Les enfants ne restent-ils pas couchés dans l'intervalle des visites de la mère ?

Enfin cette installation ne partagerait-elle pas aux yeux de notre honorable collègue la plus grande partie des inconvénients qu'il trouve dans les crèches de Paris ?

Pour enlever à ces dernières l'un des inconvénients qui le frappent le plus, M. Husson propose d'y attacher des nourrices sédentaires qui allaiteraient les enfants pendant les absences forcées de leurs mères. Notre collègue a-t-il bien réfléchi à une semblable organisation ? En dehors même des dépenses et des difficultés qu'elle entraînerait, que feraient ces nourrices de leur lait pendant la nuit, que feraient-elles les jours fériés où la crèche est vide de ses pensionnaires ? Elles auraient bientôt cessé de voir le lait se produire ou des phlegmons du sein se développeraient sous l'influence de ce régime contre nature. Garderaient-elles leurs enfants pour vider leurs seins, lorsque les enfants de la crèche seraient absents ? Mais alors les premiers, victimes de votre charité mal entendue, seraient en réalité soumis aux dangers que vous attribuez à tort aux crèches.

J'arrive, messieurs, aux conclusions de notre honorable collègue.

La mère, dit-il, a le devoir d'allaiter son enfant. Bien que cette conclusion s'adresse plus particulièrement à la discussion sur la mortalité des nourrissons, dans laquelle je ne veux point rentrer, permettez-moi de venir à mon tour protester contre cette accusation qui a été portée contre les médecins, de s'opposer souvent sans raisons suffisantes à l'alimentation par la mère.

Non, messieurs, il n'est aucun de nous qui ne comprenne l'importance de ce devoir, et qui n'excite les mères à le remplir. Nous n'acceptons l'intervention d'une nourrice que lorsque la santé de la mère, ses habitudes, ses désirs formellement exprimés nous démontrent nettement que l'enfant ne trouverait pas auprès d'elle les soins, le dévouement, les qualités alimentaires nécessaires à son développement.

Je passerai rapidement sur les conclusions qui suivent; je ne comprends pas bien cependant pourquoi, dans la quatrième, M. Husson demande que, sous aucun prétexte, on ne puisse recevoir les enfants allaités par leurs mères, lorsque celles-ci ne sont pas contraintes de travailler au loin. Est-ce afin de leur rendre plus difficiles les visites répétées qu'elles doivent faire à leur nourrisson? Pour moi, je désire au contraire, en me ralliant en cela à une autre opinion absolument contradictoire de M. Husson, que le logement de la mère, le lieu de son travail et la crèche soient aussi rapprochés que possible.

« La crèche-type, dit-il en effet plus loin, est celle qui est » établie à la porte, ou encore mieux dans l'intérieur des ma- » nufactures occupant un grand nombre de femmes. » Je placerai ici encore cette réflexion, qu'on n'a pas besoin d'être employé dans une manufacture pour travailler au dehors et éprouver le besoin de confier son enfant à la crèche.

En résumé, messieurs, M. Husson est absolument hostile aux crèches. Mais il n'est pas seul à les avoir étudiées. M. Davenne, notre regretté collègue, qui avait été en mesure de les examiner avec soin, les avait formellement approuvées. Il en est de même de plusieurs inspecteurs généraux des établissements de bienfaisance.

Le conseil de salubrité, après avoir entendu un rapport très-intéressant de notre collègue M. Vernois, a émis à leur sujet l'opinion la plus favorable.

Enfin, les crèches si contestées devant vous, comme si là encore un vieil adage devait trouver sa consécration, ont parfaitement réussi à l'étranger. Je parcourais hier soir encore l'Almanach des crèches de Vienne, livre volumineux, rempli de détails et prouvant de la manière la plus nette que ces établissements prospèrent en Autriche et qu'ils y sont l'objet des sympathies et de l'appui effectif des personnages les plus haut placés.

Je me suis efforcé, messieurs, en défendant le rapport, de combattre les objections qui lui avaient été faites lorsqu'elles me paraissaient injustes et peu fondées. Mais vous pourrez vous convaincre, en le relisant, que votre commission a pris soin de ne pas s'exposer au reproche d'optimisme qui lui a été fait. Elle a examiné avec scrupule toutes les questions qui touchent aux crèches. Elle vous en a montré les dangers possibles en même temps qu'elle vous signalait les moyens de les éviter.

Elle les a rapprochées des autres œuvres qui pouvaient leur être comparées en rendant à celles-ci toute justice et sans en exclure aucune.

Le résultat de ses consciencieuses recherches a été de vous proposer d'approuver les crèches en exigeant d'elles de remplir une série de conditions sans lesquelles elles cesseraient de mériter votre suffrage. Ajoutez aux prescriptions que nous avons indiquées s'il le faut, mais ne refusez pas d'encourager une œuvre utile et féconde.

En vain viendra-t-on vous dire que d'autres présentent tel ou tel avantage, vous n'avez pas ici à vous prononcer sur leur valeur. Les crèches sont-elles utiles, peuvent-elles rendre des services sérieux, telle est la question que vous devez vous poser.

Créées par une initiative privée, elles sont un des efforts de la bienfaisance, occupée de la protection des enfants du premier âge. Aucun de ces efforts ne doit être dédaigné. Honorons-les tous, donnons à tous notre sympathie.

Sociétés protectrices de l'enfance, sociétés de patronage, crèches à domicile, toutes ces institutions sont utiles et doivent être encouragées. Mais il ne faut pas, en fait d'initiative charitable, borner ses horizons. L'établissement des crèches est un autre effort vers le bien, et il mérite à ce titre votre bienveillance et votre suffrage.

Séance du 12 avril 1870.

M. Delpech : Messieurs, je ne voudrais pas abuser des moments de l'Académie, mais je ne puis laisser sans réponse les objections présentées par M. Husson au rapport de la commission des crèches dans la dernière séance et celles que vous venez d'entendre.

C'est de celles-ci que je vais m'occuper d'abord. Vous me pardonnerez si je suis forcé de revenir sur des opinions que je vous avais déjà présentées, mais que l'insistance de notre honorable collègue me force de vous rappeler aujourd'hui.

Revenant sur les dangers que, suivant lui, présentent les crèches, M. Husson vous affirme de nouveau qu'elles ont pour les enfants allaités les résultats les plus nuisibles; mais où sont les documents sur lesquels il appuie cette assertion? Il n'en présente aucun, bien qu'il ait fait faire, dit-il, des enquêtes répétées sur l'état des crèches.

Je puis au contraire vous présenter un résumé très-satisfaisant de la santé des enfants reçus pendant l'année dernière à la crèche Saint-Philippe, que je prends pour exemple comme l'une de celles que j'ai visitées. C'est une petite crèche, de celles que nous préférons, mais les chiffres n'en sont que plus exacts. Je cite textuellement le rapport officiel : « Parmi les vingt-neuf enfants admis pendant l'année, » il y en avait vingt-deux jouissant d'une bonne santé et » sept notés comme délicats au moment de leur admission, » tous viennent encore et la santé des sept délicats s'est fort » améliorée.

» Parmi ceux admis en 1867 et 1868, cinq ont quitté la » crèche par suite du déménagement de leurs familles, sept » ont été envoyés aux asiles.

» Une fille, admise en bonne santé le 26 mai 1868, est » morte de convulsions le 22 avril ; un garçon, délicat, admis » le 26 août 1868, est mort par suite de dentition le 23 avril » 1869 ; une fille, admise en bonne santé le 24 novembre » 1868, est morte de convulsions le 27 mai 1869 ; enfin, un » quatrième enfant, un garçon, admis en bonne santé le » 2 décembre 1868, est mort de gourme rentrée le 18 sep- » tembre dernier.

» Les quatre décès ci-dessus indiqués n'atteignent pas la » proportion de 1 sur 18, chiffre fort au-dessous de la mor- » talité ordinaire des enfants de moins de trois ans.

» L'état sanitaire des enfants a été généralement bon. Il » n'y a eu aucune maladie spéciale à signaler. »

Voilà, messieurs, une bonne statistique simple et nette, et qui vous paraîtra, je l'espère, suffisamment concluante.

La seule que M. Husson vous présente pour la deuxième fois est celle-ci : sur 110 enfants de moins de dix mois formant le chiffre total de ceux que recevaient cinq crèches de Paris, 68 étaient déjà sevrés, 42 seulement étaient allaités par leur mère. Que ce dernier chiffre soit insuffisant, je le reconnais, bien qu'il fût nécessaire, pour en apprécier la valeur, de savoir si les enfants sevrés se rapprochaient par leur âge de la limite de dix mois, M. Husson acceptant, ce que je n'accepterais pas aussi facilement, le sevrage à neuf mois. Mais j'examinerai les chiffres que donne notre honorable collègue à un autre point de vue. 42 enfants sur 110, c'est-à-dire plus du tiers, étaient allaités, de son aveu. Il y a donc des enfants nourris par leur mère dans les crèches, et cette impossibilité absolue, évidente, dont on vous effrayait, n'existe pas. Qu'on fasse des efforts pour en augmenter la proportion et pour éloigner le moment du sevrage, je le désire ; mais il reste démontré par les chiffres même de M. Husson que les crèches et l'allaitement maternel sont parfaitement compatibles.

Il m'est de plus facile de vous montrer que c'est dans cette direction que se porte l'effort du fondateur des crèches. Il a fait imprimer, il y a longtemps, une instruction que l'on distribue aux mères pauvres et aux ouvrières pour les diriger dans l'éducation de leurs enfants. Voici cette instruction en deux pages, et j'y lis d'abord : « N'envoyez pas votre enfant » en nourrice ; allaitez-le vous-même, il se portera mieux, » vous aimera plus et vous coûtera moins. » Je vois plus loin : « Donnez-lui le sein aussi souvent et aussi longtemps que » vous pourrez. Ne le sevrez pas sans l'avis du médecin. »

N'est-ce pas assez, messieurs, pour vous convaincre que la crèche est un moyen de propager et de favoriser l'allaitement maternel ?

Notre collègue vient de vous dire que, pour lui, aucun enfant ne devrait y être admis avant cinq mois. Ce serait l'âge auquel la commission des nourrissons aurait fixé le moment le plus rapproché de la naissance auquel on pourrait donner au nouveau-né du lait de vache comme aliment supplémentaire. Je regrette de troubler sur ce point la quiétude de M. Husson, mais la commission aurait formulé une prescription qui restera comme une lettre-morte. Je mets en fait que, sur dix enfants des villes allaités par leur mère, il n'y en a pas un seul peut-être qui n'ait reçu avant l'âge de cinq mois des aliments supplémentaires. Tout au plus obtient-on de reculer leur administration jusqu'à cette époque lorsque l'enfant est confié à une nourrice vigoureuse et abondamment pourvue de lait. J'en appelle, pour ce fait, à ceux de nos collègues qui pratiquent l'art des accouchements. Pour moi-même, dans ces conditions, j'ai à lutter sans cesse contre l'opinion généralement répandue qu'on doit donner de bonne heure l'alimentation supplémentaire, afin d'habituer à l'avance les enfants à manger.

D'ailleurs, il faut le reconnaître, l'addition du lait de vache pour subvenir à l'insuffisance de la mère ou de la nourrice n'a en général aucun résultat fâcheux.

Je reviendrai tout à l'heure sur la question de l'allaitement mixte, et je veux répondre d'abord aux objections qui vous ont été présentées aujourd'hui. M. Husson vous a dit qu'il était impossible aux mères de venir allaiter leurs enfants à la crèche, et je lui ai répondu par ses propres chiffres; puis il vous a affirmé qu'un enfant devait être allaité au moins toutes les deux heures et demie. Mais, messieurs, vous savez comme moi qu'un certain nombre de médecins sont d'un avis absolument contraire. Ils veulent qu'à partir de six semaines ou de deux mois les heures d'allaitement soient éloignées. Quelques-uns ont soutenu que l'enfant devait être nourri le jour et point du tout ou très-rarement la nuit. Je ne partage pas ces opinions, mais elles ont été soutenues par des médecins expérimentés, et elles prouvent du moins que l'éloignement des heures où le sein est donné n'exerce pas une influence aussi funeste que notre collègue vous l'a dit.

D'ailleurs, lorsqu'elle apporte son enfant le matin, la mère l'allaite; elle l'allaite de nouveau le soir, au moment de le reprendre. Deux fois au moins le jour, à l'heure du déjeuner et du dîner, elle vient encore lui donner le sein, et pendant les douze heures qui suivent, elle l'a constamment auprès d'elle. Non, il n'y a là ni un abandon ni un danger.

M. Husson continue à être très-préoccupé de la qualité du lait de Paris. Le lait du commerce est falsifié, dit-il, et les enfants des crèches en subiront la funeste influence. Comment M. Husson peut-il revenir sur un semblable argument? Comment peut-il considérer les fondateurs ou les directeurs de crèches comme assez dénués de toute intelligence pour ne pas être en état de se procurer, comme les administrations hospitalières, en s'adressant hors de Paris, du lait pur et sans mélange? La dépense qui en résulterait serait absolument insignifiante.

Mais, de plus, M. Boudet vous l'a dit, chargé avec M. Boussingault des expertises du lait de Paris par le conseil de salubrité, il ne lui trouve pas de propriétés nuisibles. L'écrémage et l'addition d'eau sont en réalité les seules falsifications qu'il subisse, et il faut reléguer au rang des fables ces compositions fantastiques de lait fait de toutes pièces dont s'est effrayée la crédulité publique.

Enfin, messieurs, si vous me permettez cet argument tout personnel, j'ai une grande expérience du lait vendu à Paris. J'en prends chaque jour. Il n'est pas choisi d'une manière exceptionnelle, et je puis dire que je ne lui trouve ni goût désagréable ni qualités nuisibles.

En résumé, conseillons aux directeurs des crèches de se procurer, ce qui est facile, du lait pur ; mais n'exagérons pas sans raison et contrairement aux analyses les plus sérieuses et à l'expérience de chaque jour les inconvénients qui auraient pu résulter de l'usage du lait du commerce.

Arrivant aux conclusions du rapport, M. Husson vient de leur faire un double reproche. Le premier est de reproduire dans les prescriptions qu'elles imposent aux crèches des articles de règlements en vigueur ; le second, de demander aux médecins de s'occuper de faits administratifs qui ne les concernent pas.

Notre honorable collègue aurait pu s'éviter la première de ces deux objections. Elle ne lui a pas coûté beaucoup de peine à rencontrer, car la première conclusion qu'il vient de vous lire est précédée de la phrase que voici :

« Ajoutons tout de suite que la crèche ne peut mériter » votre approbation formelle qu'à certaines conditions qui » résultent de la discussion qui précède, et dont la plupart » ne sont que la reproduction, soit de règlements déjà existants, soit des prescriptions administratives. »

Ainsi nous avons reconnu par avance que parmi les conditions exigées la plupart étaient réalisées déjà, et c'est un éloge du régime actuel des crèches sur lequel nous aurions pû insister.

Mais, messieurs, votre commission, en reproduisant ces articles de règlements et d'ordonnances, a-t-elle commis l'erreur que lui reproche M. Husson, a-t-elle fait une chose inutile et peu rationnelle ? Je ne le crois point, et je n'en veux pour preuve que ce que vient, pour sa part, de faire M. Husson dans la commission de la mortalité des nourrissons. Est-ce que vous ne l'avez pas entendu devant vous défendre la réglementation imposée aux nourrices ? et cependant, parmi les prescriptions formulées par la commission, il en était beaucoup qui déjà étaient écrites dans des règlements antérieurs. Je loue la commission d'avoir agi ainsi. Mais pourquoi M. Husson trouve-t-il mauvais chez nous ce qu'il trouve excellent chez lui ?

Il nous accusait tout à l'heure d'avoir, dans nos conclusions, voulu faire intervenir les médecins là où ils n'ont que faire, et, pour le prouver, il lisait notre première conclusion ainsi conçue :

« Aucune crèche ne pourra être ouverte sans qu'une inspection administrative et médicale ait constaté la salubrité du local choisi, la convenance de l'organisation réglementaire et les ressources suffisantes dont elle dispose. »

Il ajoutait : « En quoi les médecins ont-ils besoin de s'occuper des ressources financières de la crèche ? »

Je ne vous cacherai pas, messieurs, mon étonnement profond du peu d'efforts que fait notre honorable collègue pour nous comprendre et de sa sévérité pour le rapport. Une inspection administrative et médicale suppose, ai-je cru jusqu'à ce jour, un administrateur et un médecin. Le premier s'occupera des questions de chiffres. Il s'assurera que les enfants reçus à la crèche y trouveront un matériel et des ressources financières suffisantes. Le médecin s'assurera de la salubrité de l'emplacement choisi, de l'aération, du chauffage, du cube d'air, du nombre des berceaux. Il est bien certain que ce ne sera pas l'administrateur qui s'occupera de la grandeur des fenêtres, ni le médecin qui contrôlera le budget, et qui empiétera sur les droits de l'administration. Cela nous paraissait assez clair. Si cependant M. Husson y trouve quelque obscurité, nous serons heureux de la faire disparaître.

Après avoir passé en revue les objections nouvelles présentées par notre honorable collègue, je reviens à celles qu'il formulait dans la dernière séance, et qu'il n'a pas reproduites aujourd'hui.

Il m'a reproché d'abord de lui avoir prêté des opinions qu'il n'avait pas émises. Je crois, séance tenante, vous avoir montré par la lecture même de son premier discours que ses souvenirs l'avaient mal servi à propos du développement de la rougeole dans les crèches. J'aurais eu, en outre, le tort de dire qu'il voulait remplacer les crèches par une institution nouvelle, ce qu'il nie. Comment, messieurs, notre collègue veut supprimer dans les crèches l'allaitement maternel! Il veut n'y recevoir que des enfants âgés de dix mois et déjà sevrés, et les garder jusqu'à trois ans, en reculant jusqu'à cet âge leur entrée dans les asiles, qu'il trouve prématurée à deux ans. Il veut en un mot supprimer la crèche telle que nous la comprenons et fonder une antichambre de l'asile. Si ce n'est pas là une institution nouvelle, les mots ont perdu pour moi toute signification régulière.

Parmi les reproches qu'il adresse aux crèches actuelles, l'un des plus importants a été celui-ci : Le service médical y est très-imparfait, vous dit-il ; les médecins, qui devraient y venir chaque jour, sont très-inexacts. Messieurs, j'étais devant cette affirmation assez disposé à passer condamnation sur les faits accomplis, en exigeant en votre nom, pour l'avenir, une surveillance médicale plus régulière, et sans trouver que la nécessité d'un rappel aux règlements infirmât en aucune façon le principe même des crèches.

Cependant hier soir l'un de nos plus chers collègues des hôpitaux, fort partisan des crèches, m'exprimait des doutes sur cette inexactitude que je regrettais. Il voulut bien se charger de demander à l'un des administrateurs qu'il devait rencontrer si le reproche était fondé. Pour toute réponse, j'ai reçu ce matin, avec une courte note, le registre que voici et que j'ai l'honneur de mettre sous les yeux de l'Académie.

C'est le registre de présence des médecins de la crèche Saint-Louis-d'Antin, que l'on a pris au hasard parce que cette crèche était la plus voisine. Eh bien, messieurs, ce registre est admirable ; vous y trouverez tout ce qu'on peut désirer : l'entrée des enfants, leur vigueur ou leur faiblesse constatées par le médecin, leur état relativement à la vaccination et à l'allaitement, le nombre des enfants présents, leur sortie de la crèche et ses motifs, enfin tous les renseignements dignes d'intérêt. L'exactitude des médecins est attestée par leurs signatures. Je ne fais pas difficulté de reconnaître qu'il y a des jours non paraphés, mais cela ne prouve pas du tout qu'il n'y ait pas eu de visite. Le médecin de service signe seul le registre de présence, mais il arrive souvent que les autres médecins de la crèche viennent la visiter dans les jours où leurs fonctions ne les y appellent point.

Ainsi, par exemple, hier et avant-hier la visite du médecin de service est prouvée par sa signature sur le registre de la crèche Saint-Louis-d'Antin ; mais, de plus, l'un de ses collègues y est venu de son côté, de telle façon que les enfants ont été vus par deux médecins, au lieu d'un.

Vous pouvez donc, messieurs, en toute conscience affirmer le zèle et le dévouement des membres du corps médical chargés du service d'inspection des crèches.

Je dois maintenant m'arrêter, avec notre honorable collègue, sur un des points qui lui tiennent le plus à cœur, je veux parler de sa préférence pour la crèche à domicile.

Vous avez vu que nous n'étions nullement opposés à cette forme de la bienfaisance s'adressant aux jeunes enfants. Le rapport va plus loin que la sympathie, et il ne recule que devant l'impossibilité de la réalisation de cette œuvre. Puisque M. Husson y revient encore, il me faut la démontrer de nouveau.

Qu'est-ce que la crèche à domicile? c'est le prêt du berceau, de la literie, du linge nécessaires au nouveau-né ; c'est le payement quotidien à la mère de la petite somme suffisante pour qu'elle puisse subvenir à ses besoins et à ceux de son enfant.

En conscience, en acceptant même le chiffre maximum de 75 centimes comme représentant la dépense journalière de l'enfant à la crèche, peut-on espérer suffire pour ce prix à l'amortissement de la première mise de fonds, à la détérioration du matériel, à l'entretien de la mère?

Mais, vous dit-on, celle-ci travaillera chez elle. D'abord, messieurs, obligée de soigner seule son enfant, d'aller chercher tout ce qui est nécessaire à son ménage, elle aura bien peu de temps pour travailler, et en outre la plupart des mères pauvres ont des états qui les forcent de travailler au dehors. Je ne reviendrai pas sur la nomenclature que je vous ai présentée et qui signalait parmi les femmes dont les enfants étaient reçus aux crèches, et qui par suite travaillaient hors de chez elles, plus de soixante professions différentes. Mais comment veut-on qu'une femme de ménage, une blanchisseuse, une marchande ambulante, une matelassière, une ouvrière de fabrique et tant d'autres, travaillent à leur domicile? L'impossibilité est évidente. Il faudrait donc que le secours donné remplaçât au moins le salaire complet de la mère bien portante. Or, quelle comparaison établir entre la valeur de ce salaire et les 75 centimes, si l'on veut même admettre ce chiffre, moyennant lesquels, dépensés par la crèche et dont elle donne 20 centimes de plus comme rétribution, l'ouvrière pourra exercer son état pendant que son enfant recevra les soins les plus intelligents et les plus assidus?

On comprendra quelle somme énorme il faudrait pour subvenir à de pareils secours, si l'on veut, pour Paris seulement, rechercher les chiffres des naissances indigentes.

Nous lisons à la page 5 du rapport de M. Husson sur la répartition entre les bureaux de bienfaisance du fonds de secours pour l'année 1869, que, en 1868, le nombre des accouchements opérés par les soins des bureaux de bienfaisance a été de 9452; qu'il s'est fait dans les hôpitaux, les hospices et les prisons, 7420 accouchements, en tout 16 872. Voilà des chiffres que mon honorable contradicteur ne contestera pas. Il faudrait y ajouter celui très-considérable encore des ouvrières accouchées par les sages-femmes, en dehors des conditions que je viens de signaler. Si l'on multiplie le total qui en résulterait par les trois années pendant lesquelles, de l'avis de M. Husson, les enfants pouraient être reçus à la crèche, on approchera d'un chiffre de 50 000 mères à secourir à domicile. Suis-je allé trop loin en niant la possibilité pour la bienfaisance privée, même puissamment aidée par l'État, à suffire à de pareils efforts?

J'ai de plus, messieurs, une importante remarque à vous présenter. Cette crèche à domicile, objet des préférences de M. Husson, il l'a sans doute expérimentée, il en connaît les avantages, les dépenses, les influences spéciales. Il a quelques chiffres à vous présenter. Détrompez-vous, la crèche à domicile est jusqu'à présent, à peu de chose près, un fait de sentiment. Dans une paroisse de Paris, celle de Saint-Séverin, un curé charitable conçut la pensée de doter les mères ouvrières des avantages que le rapport a énumérés. C'est une pensée à laquelle nous avons applaudi, mais l'essai a été trop restreint pour qu'il soit possible d'apprécier la valeur des résultats obtenus. Nous aurions eu le droit de vous dire : Nous vous apportons vingt-cinq années de services rendus, d'efforts couronnés de succès, et vous venez nous combattre avec des aspirations théoriques, bien loin encore de leur réalisation. Mais nous ne vous parlerons pas ainsi. Nous vous dirons au contraire : La pensée de la crèche à domicile est bonne et salutaire; prouvez-nous que sa pratique n'offre pas les difficultés que nous prévoyons. Qu'elle se développe et qu'elle vienne aider les crèches déjà établies, à secourir ces générations naissantes qui ont droit à toutes nos sympathies. Cherchez encore des idées nouvelles pour accomplir cette œuvre bienfaisante, et nous applaudirons à vos efforts. Mais n'empêchez point, par le désir de mieux faire, le bien qui se fait déjà. Une seule œuvre charitable, quelque puissante qu'elle soit, n'en fera pas autant que plusieurs réunies. Laissez à chaque initiateur de la charité son tempérament. Irez-vous dire à celui qui s'occupe de soulager les vieillards que les enfants sont d'un bien plus grand intérêt; à celui qui secourt les filles-mères, que les jeunes mères mariées méritent bien mieux ses secours? Non, le champ de charité est si vaste, que nous devons laisser chacun d'eux y creuser son sillon sans le décourager. C'est par la multiplicité de ces œuvres que s'opère au milieu de nous, permettez-moi cette expression, ce drainage de la bienfaisance qui verse entre les mains de la charité privée des sommes considérables quoique toujours insuffisantes; ne gênons donc point jamais sans de graves motifs, le développement de ces utiles institutions et, j'aime à croire que vous partagerez mon avis, pour les crèches ces motifs graves n'existent pas.

Je n'en voudrais pour preuve qu'une contradiction de M. Husson qu'il me reste à vous signaler.

Pour l'enfant allaité, suivant lui, et je laisse de côté la question alimentaire, tout est dangereux dans les crèches; aération, chauffage, tout est défectueux ; l'accumulation y produit les plus terribles résultats, les maladies contagieuses les déciment. A peine l'enfant est-il sevré qu'elles deviennent une heureuse institution, qui forme le passage entre l'allaitement de la mère et l'asile ; les dangers de l'encombrement, l'air méphitique, les miasmes que vous savez, tout cela a disparu : à dix mois moins un jour, funestes ; à dix mois accomplis, salutaires.

Ces crèches, déplorables dans la ville, sont on ne peut plus utiles dans les manufactures ; sans doute la mère y amène son enfant le matin, elle le remporte le soir, car elle ne vit pas dans l'usine, la saison est la même, les heures sont les mêmes, le trajet peut être aussi long, qu'importe, c'est à l'usine qu'elle se rend et non pas à la crèche, c'est bien différent.

Je livre à vos réflexions ces appréciations si opposées, et je vous demande la permission de passer aux objections formulées par d'autres orateurs.

M. Blot a beaucoup insisté sur la préférence qu'il donne avant tout à l'allaitement fait par la mère et à son domicile. Messieurs, je n'aurai pas sur ce point de discussion avec lui. Le rapport s'est formellement prononcé en principe pour ce mode d'éducation du nouveau-né et vos commissaires n'ont reculé que devant des dépenses énormes et des impossibilités évidentes. Les développements dans lesquels je viens d'entrer, me permettent, je pense, de ne pas répondre plus longuement.

M. J. Guérin m'a fait une objection plus fondée. Il m'a reproché de ne pas avoir établi une distinction suffisante entre l'allaitement au biberon pour lequel il a des sympathies et l'alimentation supplémentaire prématurée.

Les beaux travaux de M. J. Guérin sur l'influence funeste des aliments mal proportionnés aux facultés digestives chez les jeunes sujets, les expériences qu'il a faites sur les animaux pour démontrer cette influence, m'ont trop vivement intéressé, pour que je ne fasse point cette distinction. Si je ne l'ai pas plus fortement accentuée, c'est qu'il est bien rare que l'on n'ajoute prématurément au biberon, des soupes, des biscottes, des bouillies, et que je me suis servi du terme générique sans pénétrer dans les variétés de l'alimentation défectueuse. Sur la réclamation de notre collègue, je ne fais aucune difficulté de le reconnaître, je ferai plus, et sans aller à beaucoup près aussi loin que M. Guérin, j'accepterai que le biberon judicieusement employé, sans addition prématurée d'aliments autres que le lait de vache ou de chèvre, entouré de soins excessifs, permet à un certain nombre d'enfants de se développer d'une manière normale ; mais ce qui me fait repousser le biberon employé seul, c'est que c'est, passez-moi ce mot, un instrument de luxe, c'est que le biberon ne réussit bien, ne donne des chances probables d'un favorable résultat que chez les gens riches. Il est de mode maintenant de se plaindre des nourrices et nous avons souvent à lutter contre l'emploi de la nourrice sèche, c'est-à-dire d'une bonne qui nourrit l'enfant au biberon, mais c'est là une œuvre bien plus difficile que l'allaitement maternel. Le lait pousse et se développe seul dans les seins de la mère qui peut quitter son travail un instant pour nourrir son enfant, il n'en est pas de même pour le biberon, il faut aller chercher le lait, allumer du feu, le chauffer, le biberon lui-même demande des soins constants sans lesquels le lait peut s'altérer et devenir nuisible. C'est donc, je le répète, l'instrument des gens de loisir. Et puis cet allaitement artificiel qui réussit pour les enfants nés vigoureux, devient un danger pour les faibles. Les premiers même, lorsqu'ils deviennent malades, ont des chances de mort bien plus grandes, que les enfants allaités au sein, qui trouvent dans le lait de femme toujours prêt, à température constante, l'aliment qui leur convient le mieux, celui qui s'adapte le plus complétement aux troubles intestinaux de l'époque de la dentition.

Or, messieurs, rendu à sa mère dès qu'il est malade, l'enfant retrouve de suite les conditions les plus satisfaisantes de guérison et là encore la crèche qui lui ménage ce refuge constitue un fait salutaire.

Telles sont les raisons pour lesquelles, sans proscrire le biberon, nous l'avons réservé à l'allaitement mixte dont nous vous avons montré les avantages dans les cas où la mère ne peut pas se vouer d'une manière constante aux soins que réclame son enfant.

M. Boudet, plus favorable aux crèches que M. J. Guérin, leur adresse cependant quelques reproches. Il résulterait de ses observations, que l'alimentation des enfants n'est pas assez judicieusement dirigée, que les aliments supplémentaires sont donnés trop tôt. Il craint que la surveillance médicale soit insuffisante.

Mais, messieurs, ce sont là des objections de détail ; votre commission n'a pas prétendu qu'il n'y eût plus rien à faire et que certaines réformes ne dussent pas ajouter encore à l'utilité des crèches. Le rapport qui est entre vos mains témoigne du contraire. Je dois pour mon compte accentuer de nouveau ces réserves ; si par un effet naturel de la discussion en répondant à mes honorables adversaires, je vous ai présenté surtout les côtés favorables de l'institution, je n'ai abandonné aucune des opinions que j'avais dès l'abord émises, et je pense que les crèches ne peuvent faire tout le bien que j'en attends qu'à la condition d'une observation rigide de règlements sévères.

Mais n'en est-il pas de même de toutes les œuvres humaines, arrivent-elles d'un seul jet à la perfection absolûe ? Pour moi je ne suis étonné que d'une chose, c'est que les crèches aient atteint si vite un degré aussi remarquable de perfection. En voulez-vous savoir la cause, messieurs, c'est que leur inventeur a parfaitement compris que la charité ne suffisait pas pour mener à bien une œuvre dans laquelle les questions d'hygiène tiennent une si grande place. C'est que nous avons le droit, au nom des médecins habiles et dévoués qu'il a appelés à son aide et que vous connaissez tous, de réclamer la crèche comme une œuvre toute médicale, du moins dans l'organisation des détails ; voilà pourquoi les prescriptions réglementaires qui assurent le bien-être des nouveau-nés sont aussi sages et aussi nettement formulées. Affirmez la nécessité de l'observance absolue de ces règlements et vous compléterez une œuvre qui est nôtre dès son origine.

Je me suis efforcé, messieurs, de vous faire partager mon opinion que les crèches sont une institution salutaire ; que, surveillées avec soin, elles ne présentent pas d'inconvénients sérieux. Sans doute tous les enfants devraient être allaités par leur mère, conservés au domicile de la famille, mais puisque les nécessités de la vie sociale s'opposent à ce qu'il en soit ainsi, efforçons-nous du moins de créer les conditions les plus favorables pour l'enfant et de le maintenir autant que possible auprès des siens. La crèche réalise ce vœu dans une grande proportion, et elle le réalisera plus complétement encore dans l'avenir. Elle favorise l'allaitement maternel et elle évite le nourrissage lointain. Elle apprend par les conseils des directeurs et des médecins à la mère inexpérimentée comment elle doit gouverner son enfant. La contagion de l'exemple agit sur elle et l'attention dont elle se voit l'objet l'entraîne à des soins plus assidus.

Enfin les crèches peuvent donner par une expérience déjà faite une idée de ce qu'elles peuvent faire. Malgré leur développement insuffisant, elles ont reçu en vingt-cinq années près de 55 000 enfants qui donnent un total de plus de 5 millions de journées.

Je vous présenterai encore, messieurs, en leur faveur une considération qui ne peut manquer de vous frapper ; les partisans exclusifs des secours à domicile ont attaqué vivement les crèches. Je leur répondrai à mon tour : cette institution à laquelle vous faites de si vifs reproches, exerce une influence moralisatrice à laquelle vous ne pouvez prétendre. La mère qui leur apporte sa faible rétribution a la conscience de l'effort qu'elle accomplit pour son enfant, elle a le sentiment profond de sa dignité.

Ce n'est point une indigente abandonnée à la charité publique, c'est une femme laborieuse qui accepte une assistance matérielle qu'elle rémunère dans les limites de son pouvoir. Là où vous voulez organiser l'aumône, nous voulons organiser le travail.

En résumé, messieurs, vous avez devant vous une œuvre utile et morale, vous pouvez par votre suffrage, lui donner ou lui enlever l'appui dont elle a besoin pour prospérer. C'est avec la conviction la plus complète, que je vous demande de l'approuver avec les restrictions que votre commission vous propose. Ajoutez aux prescriptions que nous avons formulées des prescriptions nouvelles. Réclamez une surveillance des plus sévères, aidez, par vos conseils, les crèches à se perfectionner, mais ne découragez point, sous la pression d'accusations ou de préventions injustes, une œuvre éminente d'assistance et de moralité.

Après une discussion à laquelle prennent part MM. Bergeron, Chauffard, Boudet, Gubler, Vigla, Husson, Cloquet, J. Guérin, Blot, M. le président et M. le rapporteur, l'Académie adopte les conclusions suivantes :

L'Académie reconnaît l'utilité des crèches ; mais, pour assurer leurs bons résultats, elle émet le vœu que les mesures qui suivent y soient exactement observées :

1° Les crèches ne recevront que des enfants âgés de plus

de deux mois et reconnus exempts de maladies transmissibles.

2° Tout enfant devenu malade cessera d'y être admis pendant la durée de sa maladie.

3° Destinée surtout à favoriser l'allaitement maternel, la crèche n'admettra pas d'enfants sevrés avant l'âge de neuf mois, si ce n'est sur un avis motivé du médecin-inspecteur. — Les mères viendront allaiter leurs enfants deux fois au moins dans la journée.

4° Le médecin-inspecteur visitera la crèche une fois chaque jour. Il fixera seul les conditions de l'allaitement supplémentaire et l'époque du sevrage.

5° Les locaux destinés aux crèches seront scrupuleusement examinés au point de vue de la salubrité, de l'aération, du chauffage. Il est désirable que chaque crèche ne réunisse qu'un nombre d'enfants peu considérable, ou que ceux-ci soient divisés par groupes peu nombreux dans des salles séparées.

6° La crèche, particulièrement utile pour les populations ouvrières, devra être aussi rapprochée que possible des grands centres de travail.

Paris. — Imprimerie de E. MARTINET, rue Mignon, 2.

www.ingramcontent.com/pod-product-compliance
Ingram Content Group UK Ltd.
Pitfield, Milton Keynes, MK11 3LW, UK
UKHW020502230726
13925UKWH00005B/2072

9 782016 194157